Zeleninová inspirácia

+100 receptov na lahodné a zdravé šaláty pre každú príležitosť

Frederik Cyprich

obsahu

Paradajky s mätou a bazalkou 9

čučoriedky so zeleninou 11

Quinoa šalát s čučoriedkami a glazovanými vlašskými orechmi 13

Cestovinový šalát s lososom 15

Hubový šalát so špenátom a rímskou rascou 17

Waldorfský šalát s kuracím mäsom 19

Pikantná rukola a zemiakový šalát 21

Kuracia omáčka s avokádovým šalátom 23

Krémový zemiakový kôprový šalát 25

Kurací šalát so syrom a rukolou 26

Zemiakový šalát s feferónkami 28

Kurací šalát s kuskusom 29

Červený zemiakový šalát s cmarom 31

Kurací šalát s medovým melónom 33

Vajíčkovo-zemiakový šalát s dijonskou horčicou 35

Kurací šalát s medom a orechmi 37

Kurací šalát s hroznom a majonézou 39

Krémový zemiakovo-bylinkový šalát 41

Pikantný kurací šalát s hrozienkami 43

zemiakový šalát s mätou 45

Kurací kari šalát s miešanou zeleninou 47

Kurací šalát s vlašskými orechmi 49

kurací šalát s horčicou 51

Pikantný zázvorový zemiakový šalát 53

Zeler a zemiakový šalát 55
Limetkové kura so zemiakovým šalátom 57
Zemiakový šalát s kozím syrom 59
Pico de Gallo - autentická mexická omáčka 61
Šalátový dresing z olivového oleja a citrónu 63
Fazuľový, kukuričný a avokádový šalát 64
Juhozápadný cestovinový šalát 65
Šalát z pečenej repy 67
Chrumkavý kapustový šalát Ramen s rezancami 69
Špenátový a paradajkový cestovinový šalát 71
waldorfský šalát 73
Istuaelský šalát 74
Cestovinový šalát z kapusty 75
Mexický šalát z čiernej fazule 77
Čierna fazuľa a kukuričná salsa 78
Morčací taco šalát 79
dúhový ovocný šalát 80
Slnečný ovocný šalát 82
Citrusový a čierny fazuľový šalát 83
Pikantný šalát z uhoriek a cibule 84
Záhradný šalát s čučoriedkami a cviklou 85
Karfiolový šalát alebo falošné zemiaky 87
Uhorkový kôprový šalát 88
falošný zemiakový šalát 89
Bonnie's zemiakový uhorkový šalát 91
Špenátový šalát s červeným ovocím 93
Rúrkový šalát 94

Šalát s bazalkovým dresingom a majonézou 96
Grilovaný Caesar šalát s nožom a vidličkou 98
Rímsky jahodový šalát I 100
grécky šalát 102
Jahodový feta šalát 104
mäsový šalát 106
Mandarínkový a mandľový šalát 108
Tropický šalát s ananásovým vinaigrettom 110
Kalifornská šalátová misa 112
Klasický toastový šalát 114
špenátový a černicový šalát 116
Zeleninový šalát so švajčiarskym syrom 118
Slaný mrkvový šalát 120
Nakladaný zeleninový šalát 122
Farebný vyprážaný kukuričný šalát 124
krémová uhorka 126
Marinovaný paradajkovo-hubový šalát 128
fazuľový šalát 130
Repný šalát s cesnakom 132
Nakladaná kukurica 133
hráškový šalát 135
repový šalát 137
Jablkový a avokádový šalát 139
Kukuričný šalát, fazuľa, cibuľa 141
Taliansky zeleninový šalát 143
Cestovinový šalát z morských plodov 145
Grilovaný zeleninový šalát 147

Lahodný letný kukuričný šalát 149

Karamelový chrumkavý hráškový šalát 151

Čarovný šalát z čiernej fazule 153

lahodný grécky šalát 155

Úžasný thajský uhorkový šalát 157

Paradajkový bazalkový šalát s vysokým obsahom bielkovín 159

Rýchly uhorkový a avokádový šalát 161

Lahodný paradajkový orzo feta šalát 163

Anglický šalát z uhoriek a paradajok 165

Babičkin baklažánový šalát 167

Šalát z mrkvy, slaniny a brokolice 169

Uhorkový a paradajkový šalát s kyslou smotanou 171

Tortellini šalát s paradajkovou príchuťou 173

Brokolica a slanina s majonézovým dresingom 176

Kurací šalát s uhorkovým krémom 178

Zelenina s chrenovým dresingom 180

Sladký hrášok a cestovinový šalát 182

farebný paprikový šalát 184

Kurací šalát, sušené paradajky a píniové oriešky so syrom 186

Paradajkový a mozzarellový šalát 188

pikantný cuketový šalát 190

Paradajkový a špargľový šalát 192

Uhorkový, cibuľový a paradajkový šalát 194

Adas Salatas 196

veverička 198

Bakdoonsiyyeh 200

spôsobuje vypchaté 201

Opaľovanie 203

Gado Gado 205

Hobak Namul 207

Horiatiki šalát 209

Zemiakový šalát 211

Kvashenaya Kapusta s Provence 213

Kurací waldorfský šalát 214

Šošovicový šalát s olivami, výborný a feta 216

Paradajky s mätou a bazalkou

Ingrediencie

4 paradajky

2 polievkové lyžice. Olivový olej

2 polievkové lyžice. biely vínny ocot

Soľ podľa chuti

korenie podľa chuti

lístky mäty

2 šalotky, nakrájané na plátky

Metóda

Najskôr nakrájajte čerstvé paradajky na kocky. Potom ich vložte do misky na šaláty. Pridajte trochu soli, trochu korenia podľa chuti a nakrájanú cibuľku. Držte ich 6 minút. Teraz pokvapkajte trochou bieleho vínneho octu a trochou extra panenského olivového oleja. Teraz to doplňte čerstvou mätou. Tento jednoduchý a chutný šalát je pripravený ako doplnok k akémukoľvek jedlu. Môžeme podávať so strúhankou. Potrieme lístkami mäty a podávame.

Užite si to!

čučoriedky so zeleninou

Ingrediencie

6 a nakrájanú špargľu

1 zväzok baby špenátu

½ šálky sušených brusníc

Kvapka olivového oleja

2 polievkové lyžice. Balzamikový ocot podľa chuti

2 šálky šalátového dresingu

Štipka soli

Čierne korenie

Metóda

Najprv si nakrájame čerstvú špargľu a uvaríme do mäkka. Čerstvý baby špenát umyjeme. Teraz do malej misky pridajte trochu oleja, trochu šalátového dresingu a balzamikového octu a posypte trochou soli a mletého čierneho korenia podľa chuti. Veľmi dobre ich premiešajte. Teraz pridajte špargľu a túto zmes do šalátovej misy a premiešajte. Potom pridajte sušené brusnice.

Užite si to!

Quinoa šalát s čučoriedkami a glazovanými vlašskými orechmi

Ingrediencie

2 šálky uvarenej quinoa

½ šálky sušených brusníc

5-6 glazovaných vlašských orechov

4 polievkové lyžice olivového oleja

4 paradajky, nakrájané

2 polievkové lyžice. petržlen

2 polievkové lyžice. lístky mäty

trochu soli

štipka čierneho korenia podľa chuti

Metóda

Uvarenú quinou vložte do hlbokej misky. Teraz do misy pridajte sušené brusnice a glazované pekanové orechy. Teraz pridajte čerstvé nakrájané paradajky, trochu čerstvej petržlenovej vňate a lístkov mäty a pokvapkajte trochou oleja. Dobre ich premiešajte. Teraz dochutíme soľou a čiernym korením. Toto chutné jedlo je pripravené.

Užite si to!

Cestovinový šalát s lososom

Ingrediencie

2 kusy vareného lososa, nakrájané na kocky

1 šálka uvarených cestovín

2 stonky zeleru

½ šálky majonézy

2 nakrájané paradajky

2-3 zelené cibule, čerstvo nakrájané

1 šálka kyslej smotany

1 červené jablko, nakrájané na kocky

limetková šťava z 1/2 citróna

Metóda

Najprv si vezmite hlbokú misku a zmiešajte na kocky nakrájaného vareného lososa, uvarené cestoviny s čerstvo nasekaným zelerom a paradajkami, na kocky nakrájaným jablkom a zelenou cibuľkou. Dobre ich premiešajte. Teraz pridáme domácu majonézu, čerstvú kyslú smotanu a pokvapkáme čerstvou limetkovou šťavou z polovice citróna. Teraz ich dôkladne premiešajte. To je hotové.

Užite si to!

Hubový šalát so špenátom a rímskou rascou

Ingrediencie

1 zväzok špenátu

1 rímsky šalát

4-5 húb

2 lúpané paradajky

2 polievkové lyžice. maslo, voliteľné

Soľ

čierne alebo biele korenie

Metóda

Jedzte čerstvý špenát a rímsky šalát. Vyprážanie je voliteľné. Trvá to len 7-8 minút. Medzitým si nakrájame huby a dáme ich do misky. Potom pridajte paradajky k hubám. Dáme do mikrovlnky na cca 2-3 minúty. Teraz ich zmiešajte s opečeným špenátom a rímskou rascou. Dobre premiešame a posypeme soľou a čiernym alebo bielym korením.

Užite si to!

Waldorfský šalát s kuracím mäsom

Ingrediencie

½ šálky nasekaných vlašských orechov

½ šálky horčice a medu

3 šálky vareného kuracieho mäsa, nakrájaného

½ šálky majonézy

1 šálka červeného hrozna, rozpolená

1 šálka zeleru nakrájaného na kocky

1 gala jablko, nakrájané na kocky

Soľ

Pepper

Metóda

Vezmite plytkú panvicu a nasekané pekanové orechy opečte 7-8 minút v predhriatej rúre na 350 stupňov. Teraz zmiešajte všetky ingrediencie a upravte korenie.

Užite si to!

Pikantná rukola a zemiakový šalát

Ingrediencie

2 kilá zemiakov nakrájaných na kocky a uvarených

2 šálky rukoly

6 lyžíc extra panenského olivového oleja

¼ lyžičky čierneho korenia

3 mleté šalotky

3/8 lyžičky soli

½ lyžičky sherry octu

1 lyžička citrónovej šťavy

2 čajové lyžičky horčice, kameň mletý

1 lyžička strúhanej citrónovej kôry

Metóda

1 lyžička. olej na panvici a opečte šalotku do zlatista. Šalotku preložíme do misky a primiešame všetky ostatné suroviny okrem zemiakov. Dobre premiešajte. Teraz zemiaky natrite dresingom a dobre premiešajte.

Užite si to!

Kuracia omáčka s avokádovým šalátom

Ingrediencie

2 lyžičky olivového oleja

4 unce tortilla chipsov

2 lyžičky limetkovej šťavy

1 avokádo, nakrájané

3/8 lyžičky kosher soli

¾ šálky omáčky, chladená

1/8 lyžičky čierneho korenia

2 šálky kuracie prsia, uvarené a nastrúhané

¼ šálky nasekaného koriandra

Metóda

V miske zmiešame olivový olej, limetkovú šťavu, čierne korenie a soľ. Teraz pridajte nasekaný koriander a kuracie mäso a dobre premiešajte. Navrch dáme nakrájané avokádo a salsu. Pre dosiahnutie najlepších výsledkov podávajte šalát na tortilla chipsoch.

Užite si to!

Krémový zemiakový kôprový šalát

Ingrediencie

¾ libry zemiakov nakrájaných na kocky a uvarených

¼ lyžičky čierneho korenia

½ anglickej uhorky nakrájanej na kocky

¼ lyžičky kóšer soli

2 čajové lyžičky nízkotučnej kyslej smotany

2 lyžičky nasekaného kôpru

2 čajové lyžičky jogurtu, bez tuku

Metóda

Zemiaky by mali byť varené do mäkka. Vezmite misku a zmiešajte kôpor, jogurt, smotanu, kocky uhorky a čierne korenie. Suroviny sa musia dobre premiešať. Teraz pridajte kocky uvarených zemiakov a dobre premiešajte.

Užite si to!

Kurací šalát so syrom a rukolou

Ingrediencie

3 krajce chleba nakrájané na kocky

½ šálky parmezánu, strúhaného

3 lyžičky masla, nesolené a rozpustené

2 lyžičky nasekanej petržlenovej vňate

5 lístkov bazalky nakrájaných na pásiky

¼ šálky olivového oleja

2 šálky pečeného a strúhaného kuracieho mäsa

5 uncí listov rukoly

3 lyžice červeného vínneho octu

Paprika, podľa chuti

Metóda

Zahrejte maslo a 2 lyžičky. olivový olej a pridajte kocky chleba. Kocky chleba pečieme vo vyhriatej rúre na 400 stupňov do zlatista. Pridajte zvyšné ingrediencie s kockami chleba a dobre premiešajte.

Užite si to!

Zemiakový šalát s feferónkami

Ingrediencie

2 kilá žltých fínskych zemiakov nakrájaných na kocky

¼ lyžičky bieleho korenia

2 lyžičky soli

¼ šálky smotany

4 čajové lyžičky citrónovej šťavy

2 vetvičky kôpru

2 zväzky pažítky

Metóda

Kocky zemiakov uvaríme do mäkka a scedíme. Zmiešajte 3 lyžičky. s citrónovou šťavou k zemiakom a necháme 30 minút postáť. Smotanu vyšľaháme do peny a zmiešame s ostatnými ingredienciami. Zemiaky prikryjeme zmesou a dobre premiešame.

Užite si to

Kurací šalát s kuskusom

Ingrediencie

1 šálka kuskusu

7 uncí kuracích pŕs, varené

¼ šálky olív Kalamata, nasekaných

1 strúčik mletého cesnaku

2 lyžičky nasekanej petržlenovej vňate

¼ lyžičky čierneho korenia

1 lyžička nadrobno nasekaných kapár

1 lyžička limetkovej šťavy

2 lyžičky olivového oleja

Soľ podľa chuti

Metóda

Kuskus uvaríme bez soli a tuku podľa návodu na obale. Uvarený kuskus prepláchneme pod studenou vodou. Vezmite misku na zmiešanie ingrediencií okrem kuracieho mäsa a kuskusu. Pridáme uvarený kuskus a dobre premiešame. Pridajte kuracie mäso a ihneď podávajte.

Užite si to!

Červený zemiakový šalát s cmarom

Ingrediencie

3 libry červených zemiakov, na štvrtiny

1 strúčik mletého cesnaku

½ šálky kyslej smotany

½ lyžičky čierneho korenia

1 lyžička kosher soli

1/3 šálky cmaru

1 lyžička nasekaného kôpru

¼ šálky nasekanej petržlenovej vňate

2 lyžičky nasekanej pažítky

Metóda

Zemiakové štvrtky sa uvaria do mäkka v holandskej rúre. Varené zemiaky ochlaďte 30-40 minút. Kyslú smotanu zmiešame s ostatnými ingredienciami. Dressing natrieme na zemiaky a suroviny spolu zmiešame.

Užite si to!

Kurací šalát s medovým melónom

Ingrediencie

¼ šálky ryžového octu

2 čajové lyžičky nasekaných a opečených vlašských orechov

2 čajové lyžičky sójovej omáčky

¼ šálky nasekaného koriandra

2 čajové lyžičky arašidového masla

2 šálky kuracie prsia, uvarené a nastrúhané

1 lyžička medu

3 lyžičky zelenej cibule, nakrájanej na plátky

1 šálka nakrájanej uhorky

¾ lyžičky sezamového oleja

3 šálky cantaloupe, nakrájané na prúžky

3 šálky cantaloupe, nakrájané na prúžky

Metóda

Zmiešajte sójovú omáčku, arašidové maslo, ocot, med a sezamový olej.

Pridajte melón, cibuľu, melón a uhorku a dobre premiešajte. Počas podávania obaľte kuracie prsia zmesou a koriandrom.

Užite si to!

Vajíčkovo-zemiakový šalát s dijonskou horčicou

Ingrediencie

4 kilá zemiakov

¾ lyžičky papriky

½ šálky zeleru, nakrájaného na kocky

½ šálky nasekanej petržlenovej vňate

1 lyžička dijonskej horčice

1/3 šálky nakrájanej zelenej cibule

2 strúčiky cesnaku nakrájané nadrobno

1 lyžička dijonskej horčice

3 uvarené a rozdrvené vajcia

½ šálky krému

1 šálka majonézy

Metóda

Zemiaky uvaríme do mäkka. Zemiaky ošúpeme a nakrájame na kocky.

Zemiaky, zelenú cibuľku, zeler a petržlen zmiešame v miske. Majonézu a ostatné ingrediencie zmiešame v miske. Touto zmesou nalejte zemiaky a dobre premiešajte.

Užite si to!

Kurací šalát s medom a orechmi

Ingrediencie

4 šálky uvareného a nakrájaného kuracieho mäsa

¼ lyžičky papriky

3 stonky zeleru, nakrájané na kocky

¼ lyžičky soli

1 šálka sušených brusníc

1/3 šálky medu

½ šálky vlašských orechov, nasekaných a opečených

2 šálky majonézy

Metóda

Mleté kuracie mäso premiešajte so zelerom, sušenými brusnicami a vlašskými orechmi. V inej miske vyšľaháme majonézu do hladka. Do majonézy pridajte med, korenie a soľ a dobre premiešajte. Majonézovú zmes nalejeme na kuraciu zmes a dobre premiešame, aby sa suroviny dobre premiešali.

Užite si to!

Kurací šalát s hroznom a majonézou

Ingrediencie

6 šálok nakrájaného a uvareného kuracieho mäsa

½ šálky vlašských orechov

2 lyžičky dijonskej horčice

2 šálky červeného hrozna, nakrájané na plátky

½ šálky kyslej smotany

2 lyžičky maku

½ šálky majonézy

2 šálky nakrájaného zeleru

1 lyžička citrónovej šťavy

Metóda

Vezmite misku a premiešajte kurča s majonézou, citrónovou šťavou, kyslou smotanou, hroznom, makom, dijonskou horčicou a zelerom. Pridajte soľ a korenie. Misku prikryjeme a dáme do chladu do chladu. Pridajte vlašské orechy a ihneď podávajte.

Užite si to!

Krémový zemiakovo-bylinkový šalát

Ingrediencie

¾ šálky kyslej smotany

1 šálka zeleného hrášku

¼ šálky jogurtu

6 šálok červených zemiakov, nakrájaných na štvrtiny

1 lyžička nadrobno nasekaného tymiánu

½ lyžičky soli

1 lyžička nasekaného kôpru

Metóda

Smotanu, jogurt, kôpor, tymian a soľ zmiešame v miske a skladujeme oddelene. Štvrťky zemiakov a hrášok uvaríme vo veľkom množstve vody do mäkka. Vypustite prebytočnú vodu. Do pripravenej zmesi vmiešame zemiaky a hrášok. Dobre premiešame, aby sa ingrediencie dobre premiešali.

Užite si to!

Pikantný kurací šalát s hrozienkami

Ingrediencie

¼ šálky majonézy

3 lyžice hrozienok

1 lyžička kari

1/3 šálky zeleru, nakrájaného na kocky

1 šálka citrónového kuracieho mäsa, grilované

1 nakrájané jablko

1/8 lyžičky soli

2 lyžičky vody

Metóda

V miske zmiešame kari, majonézu a vodu. Pridajte citrónové kura, nakrájané jablká, hrozienka, zeler a soľ. Prísady dobre premiešajte špachtľou. Šalát prikryte a nechajte vychladnúť, kým nevychladne.

Užite si to!

zemiakový šalát s mätou

Ingrediencie

7 červených zemiakov

1 šálka hrášku, mrazeného a rozmrazeného

2 lyžičky bieleho vínneho octu

½ lyžičky čierneho korenia

2 lyžičky olivového oleja

¾ lyžičky soli

2 čajové lyžičky nadrobno nakrájanej šalotky

¼ šálky nasekaných lístkov mäty

Metóda

Zemiaky uvaríme vo vode v hlbokej panvici do mäkka. Zemiaky ochlaďte a nakrájajte na kocky. Zmiešajte ocot, šalotku, mätu, olivový olej, soľ a čierne korenie. Pridajte kocky zemiakov, hrášok a pripravenú zmes. Dobre premiešame a podávame.

Užite si to!

Kurací kari šalát s miešanou zeleninou

Ingrediencie

Kuracie kari, mrazené a rozmrazené

10 uncí špenátových listov

1 ½ šálky nakrájaného zeleru

¾ šálky majonézy

1 ½ šálky zeleného hrozna, na polovicu

½ šálky nakrájanej červenej cibule

Metóda

Vložte mrazené kuracie kari do misky. Ku kuraciemu kari pridajte červenú cibuľu, zelené hrozno, listy baby špenátu a zeler. Dobre premiešajte. Teraz pridajte majonézu a znova dobre premiešajte. Pridajte soľ a korenie podľa chuti.

Užite si to!

Kurací šalát s vlašskými orechmi

Ingrediencie

1 šálka bulguru

2 jarné cibuľky, nakrájané na plátky

2 šálky kuracieho vývaru

3 šálky uvareného a nakrájaného kuracieho mäsa

1 jablko, nakrájané na kocky

3 čajové lyžičky mletých vlašských orechov

¼ šálky olivového oleja

2 čajové lyžičky jablčného octu

1 lyžička dijonskej horčice

1 lyžička hnedého cukru

Soľ

Metóda

Bulgur privedieme do varu s vývarom a na miernom ohni dusíme. Nechajte 15 minút vychladnúť. Vlašské orechy opražíme na panvici a dáme do misky vychladnúť. Všetky ingrediencie dobre premiešame v miske. Upravte soľ a podávajte.

Užite si to!

kurací šalát s horčicou

Ingrediencie

1 varené vajce

¼ lyžičky čierneho korenia

¾ libry zemiakov

¼ lyžičky kóšer soli

2 čajové lyžičky nízkotučnej majonézy

3 lyžičky nakrájanej červenej cibule

1 lyžička jogurtu

1/3 šálky nasekaného zeleru

1 lyžička horčice

Metóda

Zemiaky nakrájame na kocky a uvaríme do mäkka. Uvarené vajíčko nakrájame na kúsky. Zmiešajte všetky ingrediencie okrem vajec a zemiakov. Zmes pridáme k nakrájaným vajcom a kockám zemiakov. Dobre premiešame, aby sa ingrediencie dobre premiešali. Pridajte soľ a korenie podľa chuti.

Užite si to!

Pikantný zázvorový zemiakový šalát

Ingrediencie

2 kilá červených zemiakov nakrájaných na kocky

2 lyžičky nasekaného koriandra

2 lyžičky ryžového octu

1/3 šálky zelenej cibule, nakrájanej na plátky

1 čajová lyžička sezamového oleja

1 paprička jalapeño, nasekaná nadrobno

4 čajové lyžičky citrónovej trávy, mletej

¾ lyžičky soli

2 lyžičky strúhaného zázvoru

Metóda

Zemiaky uvaríme do mäkka. Vypustite prebytočnú vodu. Ostatné ingrediencie dobre premiešame. Zmesou natrieme uvarené zemiaky. Pomocou stierky zmiešame ingrediencie.

Užite si to!

Zeler a zemiakový šalát

Ingrediencie

2 kilá červených zemiakov nakrájaných na kocky

2 unce papriky nakrájané na kocky

½ šálky repkovej majonézy

1/8 lyžičky cesnakového prášku

¼ šálky nakrájanej zelenej cibule

¼ lyžičky čierneho korenia

¼ šálky jogurtu

½ lyžičky zelerových semienok

¼ šálky kyslej smotany

½ lyžičky soli

1 lyžička cukru

1 čajová lyžička bieleho vínneho octu

2 lyžičky pripravenej horčice

Metóda

Kocky zemiakov uvaríme do mäkka, potom scedíme prebytočnú vodu.

Uvarené zemiaky ochlaďte asi 30 minút. Ostatné suroviny zmiešame v miske. Pridajte kocky zemiakov a dobre premiešajte.

Užite si to!

Limetkové kura so zemiakovým šalátom

Ingrediencie

1 libra zemiakov

1 strúčik mletého cesnaku

2 šálky hrášku

½ lyžičky čierneho korenia

2 šálky strúhaných kuracích pŕs

1 lyžička soli

½ šálky nakrájanej červenej papriky

1 lyžička soli

½ šálky nakrájanej cibule

1 lyžička estragónu, mletého

1 lyžička limetkovej šťavy

2 lyžičky olivového oleja

1 lyžička dijonskej horčice

Metóda

Zemiaky, hrášok a kuracie prsia uvaríme zvlášť do mäkka. Ostatné suroviny zmiešame v miske. Teraz do mixovacej nádoby pridajte kocky zemiakov, hrášok a kuracie prsia. Použite stierku a ingrediencie dobre premiešajte. Ihneď podávajte.

Užite si to!

Zemiakový šalát s kozím syrom

Ingrediencie

2 a pol kila zemiakov

1 strúčik mletého cesnaku

¼ šálky suchého bieleho vína

1 lyžička dijonskej horčice

½ lyžičky soli

2 lyžičky olivového oleja

½ lyžičky čierneho korenia

2 čajové lyžičky estragónu, mletého

1/3 šálky nakrájanej cibule

¼ šálky červeného vínneho octu

½ šálky nasekanej petržlenovej vňate

3 unce kozieho syra

¼ šálky kyslej smotany

Metóda

Zemiaky uvaríme vo vode do mäkka. Zemiaky, vínny ocot, korenie a soľ zmiešame v miske. Nechajte 15 minút odstáť. Teraz pridajte zvyšok prísad do zemiakovej zmesi a dobre premiešajte. Ihneď podávajte.

Užite si to!

Pico de Gallo - autentická mexická omáčka

Ingrediencie:

3 veľké paradajky nakrájané na kocky, vyprážané

1 stredná červená cibuľa nakrájaná nadrobno

¼ zväzku koriandra, použite viac alebo menej podľa chuti

voliteľné prísady

½ uhorky, ošúpanej a nakrájanej na kocky

Citrónová šťava z ½ citróna

½ lyžičky mletého cesnaku

Soľ podľa chuti

2 jalapeños alebo viac, ak máte radi pikantnejšie

1 kocka olúpaného avokáda

Metóda

Zmiešajte všetky ingrediencie vo veľkej mise a dobre premiešajte. Ihneď podávajte.

Užite si to!

Šalátový dresing z olivového oleja a citrónu

Ingrediencie:

8 strúčikov mletého cesnaku

½ lyžičky čierneho korenia

1 šálka čerstvo vytlačenej citrónovej šťavy

2 lyžičky Soľ

½ šálky extra panenského olivového oleja

Metóda

Vložte všetky ingrediencie do mixéra a mixujte, kým sa všetky ingrediencie nespoja. Tento dresing je potrebné skladovať vo vzduchotesnej nádobe a použiť ho skoro, inak citrónová šťava v ňom prekysne dresing.

Užite si to!

Fazuľový, kukuričný a avokádový šalát

Ingrediencie:

1 plechovka čiernej fazule, scedená

1 konzerva žltej sladkej kukurice, scedená

2 polievkové lyžice. zeleno-citrónová šťava

1 lyžička olivového oleja

4 lyžice koriandra

5 šálok nakrájanej surovej cibule

1 avokádo

1 zrelá červená paradajka

Metóda

Všetky ingrediencie vložte do veľkej misy a jemne premiešajte. Podávajte ihneď alebo vychladené.

Užite si to!

Juhozápadný cestovinový šalát

Ingrediencie:

1-8 uncí malých celozrnných cestovín

15 uncí kukurice

15 uncí čiernej fazule

1 šálka omáčky, akéhokoľvek druhu

1 šálka strúhaného syra čedar

1 šálka zelenej papriky nakrájanej na kocky, paprika

Metóda

Cesto pripravíme podľa návodu na obale. Scedíme, prepláchneme a vložíme do veľkej misy. Tekutiny z konzervovanej kukurice a čiernej fazule sa zachytávajú a odvádzajú. Všetky ingrediencie zmiešame s uvarenými cestovinami vo veľkej mise. V prípade potreby pridajte malé množstvo rezervovanej konzervačnej tekutiny. Ihneď podávajte.

Užite si to!

Šalát z pečenej repy

Ingrediencie:

6 mrkvy, 1/2 kila

3 polievkové lyžice olivového oleja

Čerstvo mleté čierne korenie

1 ½ lyžice. Estragón alebo sherry ocot

1 polievková lyžica. lístky tymianu

4 šálky zmiešaných šalátových listov

½ šálky rozdrobeného syra feta

1 polievková lyžica. mäta

Metóda

Najprv si predhrejte rúru na 375 stupňov. Vložte repu do plytkej, zakrytej zapekacej misy. Pridajte dostatok vody, aby sa tanier zdvihol o 1/2 palca. Repu prikryte a pečte jednu hodinu alebo dovtedy, kým sa repa nedá ľahko prepichnúť krájacím nožom. Vyberte repu z rúry. V strednej miske zmiešajte ocot a nasekané bylinky. Uvarenú repu nakrájame na 1/2-palcové kocky a zalejeme dresingom. Posypeme syrom feta a ihneď podávame.

Užite si to!

Chrumkavý kapustový šalát Ramen s rezancami

Ingrediencie:

3 polievkové lyžice olivového oleja

3 polievkové lyžice octu

2 polievkové lyžice. Cukor alebo náhrada cukru

½ balíčka korenia na rezance ramen

¼ lyžičky papriky

1 polievková lyžica. Sójová omáčka s nízkym obsahom sodíka

Ingrediencie na šalát:

1 malá hlava červenej alebo zelenej kapusty

2 jemne nakrájané zelené cibule, mleté

1 ošúpaná a nastrúhaná mrkva

1 balíček strúhaných ramen rezancov

Metóda

Dresing pripravíme zmiešaním ingrediencií vo veľkej šalátovej mise.

Miešajte, aby sa cukor rozpustil. Pridajte prvé tri ingrediencie šalátu do misky a dobre premiešajte. Pridajte nastrúhaný ramen a dobre premiešajte.

Prelejeme dresingom a ihneď podávame.

Užite si to!

Špenátový a paradajkový cestovinový šalát

Ingrediencie:

8 oz. Malé cestoviny alebo orzo

8 oz. rozdrobený syr feta

16 oz. hroznové paradajky

4 šálky baby špenátu

2 polievkové lyžice. scedené kapary

¼ lyžičky čierneho korenia

2 polievkové lyžice. Strúhaný parmezán

Metóda

Cestoviny uvarte podľa popisu na obale al dente, kým nebudú pevné na skus. Akonáhle sú cestoviny uvarené; pokvapkajte paradajky, aby rýchlo zbledli. Kým sa cestoviny varia, vložte špenát, feta syr a kapary do veľkej misy. Paradajky a cestoviny zmiešame so špenátovou zmesou. Pred scedením cestovín pridajte uvarené cestoviny v pomere, aby sa spojili. Nakoniec dochutíme čiernym korením a ozdobíme strúhaným syrom. Ihneď podávajte.

Užite si to!

waldorfský šalát

Ingrediencie:

4 stredné jablká, nakrájané na kocky

1/3 šálky nasekaných vlašských orechov

1/3 šálky hrozienok

½ šálky čistého, nízkotučného gréckeho alebo bežného jogurtu

3 stonky nadrobno nakrájaného zeleru

Metóda

Vložte všetky ingrediencie do veľkej misy a dobre premiešajte, kým sa všetky ingrediencie nespojí. Dajte cez noc do chladničky a podávajte studené.

Užite si to!

Istuaelský šalát

Ingrediencie:

1 nasekaná zelená alebo žltá paprika

1 ošúpaná uhorka, nakrájaná

2 polievkové lyžice. Citrónová šťava

1 lyžička Soľ

1 lyžička čerstvo mletého korenia

3 paradajky, nakrájané

3 lyžice extra panenského olivového oleja

Metóda

Vložte všetky ingrediencie do veľkej misy a dobre premiešajte, kým sa všetky ingrediencie nespojí. Ihneď podávajte, pretože čím dlhšie bude tento šalát sedieť, tým bude tekutejší.

Užite si to!

Cestovinový šalát z kapusty

Ingrediencie:

3 lyžice olivového oleja 3 lyžice. Ocot 2 lyžice. ½ balenia sladkých ramen rezancov

¼ lyžičky papriky

1 polievková lyžica. Sójová omáčka s nízkym obsahom sodíka

1 hlávka červenej alebo zelenej kapusty

2 zelené cibule nakrájané nadrobno

1 ošúpaná mrkva, nastrúhaná

1 balíček strúhaných ramen rezancov

Metóda

Zmiešajte všetky ingrediencie vo veľkej mise. Neustále miešame, aby sa cukor rozpustil. Potom skombinujte prvé tri uvedené ingrediencie tohto šalátu a dobre premiešajte. Pridajte nadrobno nakrájané ramenné rezance. Potom pridajte ostatné ingrediencie a niekoľkokrát premiešajte. Ihneď podávajte alebo prikryte a nechajte vychladnúť, aby sa chute prepojili.

Užite si to!

Mexický šalát z čiernej fazule

Ingrediencie

1 ½ plechovky varenej čiernej fazule

2 na kocky nakrájané zrelé slivkové paradajky

3 jarné cibuľky, nakrájané na plátky

1 polievková lyžica. čerstvá citrónová šťava

2 polievkové lyžice. čerstvo nakrájaný koriander

Soľ a čerstvo mleté čierne korenie podľa chuti.

1/3 šálky kukurice

2 polievkové lyžice. Olivový olej

Metóda

Zmiešajte všetky ingrediencie v strednej miske a jemne premiešajte. Šalát necháme do podávania odležať v chladničke. Podávajte studené.

Užite si to!

Čierna fazuľa a kukuričná salsa

Ingrediencie:

1 plechovka čiernej fazule

3 polievkové lyžice čerstvo nasekaného koriandra

1 krabica žltej a bielej kukurice

¼ šálky nakrájanej cibule

1 krabica Rootle

Limetková šťava alebo vytlačená limetka

Metóda

Vypustite tekutinu z čiernej fazule, koreňa a konzervovanej kukurice a premiešajte vo veľkej miske. Pridajte koriander a cibuľu a dobre premiešajte. Tesne pred podávaním vytlačte trochu citrónovej šťavy.

Užite si to!

Morčací taco šalát

Ingrediencie:

2 oz. mleté morčacie mäso

2/4 šálky syra čedar

1 ½ šálky nakrájaného rímskeho šalátu

1/8 šálky nakrájanej cibule

½ oz. tortilla chipsy

2 polievkové lyžice. DIP

¼ šálky fazule

Metóda

Všetky ingrediencie okrem tortillových lupienkov vložte do veľkej misy a dobre premiešajte. Tesne pred podávaním položte na šalát nalámané tortilly a ihneď podávajte.

Užite si to!

dúhový ovocný šalát

Ingrediencie

Ovocný šalát:

1 veľké ošúpané mango, nakrájané na kocky

2 šálky čučoriedok

2 nakrájané banány

2 šálky jahôd

2 šálky hrozna bez jadierok

2 polievkové lyžice. Citrónová šťava

1 ½ lyžice. Med

2 šálky hrozna bez jadierok

2 nektárinky, neošúpané, nakrájané na plátky

1 kiwi, olúpané a nakrájané na plátky

Medová a pomarančová omáčka:

1/3 šálky nesladenej pomarančovej šťavy

¼ lyžičky mletého zázvoru

Štipka muškátového orieška

Metóda

Vložte všetky ingrediencie do veľkej misy a dobre premiešajte, kým sa všetky ingrediencie nespojí. Dajte cez noc do chladničky a podávajte studené.

Užite si to!

Slnečný ovocný šalát

Ingrediencie:

3 kiwi, nasekané

320 oz kúsky ananásu v šťave

215 oz mandarínky, scedené, konzervované vo svetlom sirupe

2 banány

Metóda

Zmiešajte všetky ingrediencie vo veľkej mise a dajte do chladničky aspoň na 2 hodiny. Tento šalát podávajte studený.

Užite si to!

Citrusový a čierny fazuľový šalát

Ingrediencie:

1 grapefruit, olúpaný a nakrájaný na plátky

2 pomaranče, ošúpané a nakrájané na plátky

116 oz. konzervovaná čierna fazuľa scedená

½ šálky nakrájanej červenej cibule

½ avokáda nakrájané na plátky

2 polievkové lyžice. Citrónová šťava

čierne korenie podľa chuti

Metóda

Zmiešajte všetky ingrediencie vo veľkej mise a podávajte pri izbovej teplote.

Užite si to!

Pikantný šalát z uhoriek a cibule

Ingrediencie

2 uhorky, nakrájané na tenké plátky

½ lyžičky Soľ

¼ lyžičky čierneho korenia

2 polievkové lyžice. Kryštálový cukor

1/3 šálky jablčného octu

1 červená cibuľa, nakrájaná na tenké plátky

1/3 šálky vody

Metóda

Na tanier striedavo poukladajte uhorky a cibuľu. Ostatné ingrediencie zmiešame v mixéri a rozmixujeme do hladka. Ochlaďte obklad na niekoľko hodín. Tesne pred podávaním polejeme uhorky a cibuľu dresingom a ihneď podávame.

Užite si to!

Záhradný šalát s čučoriedkami a cviklou

Ingrediencie:

1 hlava rímskeho šalátu

1 hrsť čučoriedok

1 unca. rozdrobený kozí syr

2 pečená repa

5-6 cherry paradajok

¼ šálky konzervovaného tuniaka

Soľ podľa chuti

korenie podľa chuti

Metóda

Všetky ingrediencie dáme do vymastenej formy a prikryjeme hliníkovou fóliou. Pečieme vo vyhriatej rúre na 250 stupňov asi hodinu. Necháme trochu vychladnúť a dochutíme. Podávajte horúce.

Užite si to!

Karfiolový šalát alebo falošné zemiaky

Ingrediencie

1 hlavička karfiolu, uvarená a nakrájaná na ružičky

¼ šálky odstredeného mlieka

6 lyžičiek Splenda

¾ polievková lyžica. citrónový ocot

5 lyžíc svetlej majonézy

2 lyžičky žltej horčice

Metóda

Všetky suroviny okrem karfiolu zmiešame a vyšľaháme do hladka. Uvarený karfiol bezprostredne pred podávaním polejeme pripravenou zálievkou a podávame horúce.

Užite si to!

Uhorkový kôprový šalát

Ingrediencie:

1 šálka beztukového obyčajného alebo beztukového gréckeho jogurtu

Soľ a korenie podľa chuti

6 šálok uhoriek, nakrájaných na tenké plátky

½ šálky cibule, jemne nakrájanej

¼ šálky citrónovej šťavy

2 strúčiky mletého cesnaku

1/8 šálky kôpru

Metóda

Z jogurtu sceďte prebytočnú vodu a nechajte ho vychladnúť asi 30 minút. Jogurt zmiešame s ostatnými ingredienciami a dobre premiešame. Odložíme na ďalšiu hodinu do chladničky a podávame studené.

Užite si to!

falošný zemiakový šalát

Ingrediencie

16 polievkových lyžíc beztukovej majonézy

5 šálok uvareného karfiolu nakrájaného na ružičky

¼ šálky žltej horčice

¼ šálky nakrájaného zeleru

½ šálky nakrájanej uhorky

1 polievková lyžica. žlté horčičné semienko

¼ šálky na kocky nakrájanej uhorky

½ lyžičky cesnakového prášku

Metóda

Vložte všetky ingrediencie do veľkej misy a dobre premiešajte, kým sa všetky ingrediencie nespojí. Dajte cez noc do chladničky a podávajte studené.

Zemiaky môžete dokonca nahradiť karfiolom, chuť pokrmu je rovnako lahodná.

Užite si to!

Bonnie's zemiakový uhorkový šalát

Ingrediencie

2-3 šálky nových zemiakov

1 polievková lyžica. vedro kôpru

1 polievková lyžica. dijonská horčica

¼ šálky ľanového oleja

4 nadrobno nakrájané jarné cibuľky

2 lyžičky nasekaného kôpru

¼ lyžičky papriky

3-4 šálky uhoriek

¼ lyžičky soli

Metóda

Zmiešajte všetky ingrediencie vo veľkej mise a tesne pred podávaním dobre premiešajte, kým sa všetky ingrediencie nezačlenia. Ihneď podávajte.

Užite si to!

Špenátový šalát s červeným ovocím

Ingrediencie

½ šálky nakrájaných jahôd

¼ šálky malín

¼ šálky Newman's Own Light Raspberry Nut Dresing

¼ šálky čučoriedok

¼ šálky nasekaných mandlí

4 šálky špenátu

¼ šálky nakrájanej červenej cibule

Metóda

Vložte všetky ingrediencie do veľkej misy a dobre premiešajte, kým sa všetky ingrediencie nespojí. Dajte cez noc do chladničky a podávajte studené.

Užite si to!

Rúrkový šalát

Ingrediencie

1 šálka pšeničného bulguru

1 nadrobno nakrájanú cibuľu

4 jarné cibuľky, nakrájané

Soľ a korenie podľa chuti

2 šálky nasekaných petržlenových listov

¼ šálky citrónovej šťavy

2 šálky vriacej vody

2 stredné paradajky, nakrájané na kocky

¼ šálky olivového oleja

1 šálka nasekanej mäty

Metóda

V strednom hrnci prevarte vodu. Odstráňte z ohňa, nalejte kornút, prikryte pevným vekom a odstavte na 30 minút. Vypustite prebytočnú vodu.

Pridáme ostatné ingrediencie a dobre premiešame. Ihneď podávajte.

Užite si to!

Šalát s bazalkovým dresingom a majonézou

Ingrediencie

1/2 libry slaniny

½ šálky majonézy

2 polievkové lyžice. červený vínny ocot

¼ šálky jemne nasekanej bazalky

1 lyžička mletého čierneho korenia

1 polievková lyžica. Repkový olej

1 libra rímskeho šalátu - opláchnite, osušte a nakrájajte na malé kúsky

¼ pinty cherry paradajok

Metóda

Vložte slaninu do veľkej hlbokej panvice. Varte na strednom ohni, kým rovnomerne nezhnedne. Do malej misky pridajte odloženú slaninu, majonézu, bazalku a ocot a premiešajte. Zakryte a uchovávajte pri izbovej teplote. Rímsky šalát, slaninu, krutóny a paradajky vložte do veľkej misy. Zálievkou polejeme šalát. Zúčastnite sa.

Užite si to!

Grilovaný Caesar šalát s nožom a vidličkou

Ingrediencie

1 dlhá tenká bageta

¼ šálky olivového oleja, rozdeleného

2 strúčiky cesnaku, prekrojené na polovicu

1 malá paradajka

1 rímsky šalát, vonkajšie listy odstránené

Soľ a hrubo mleté korenie podľa chuti

1 šálka šalátového dresingu Caesar alebo podľa chuti

Nastrúhajte ½ šálky parmezánu

Metóda

Predhrejte gril na nízku teplotu a jemne ho naolejujte. Bagetu nakrájajte na 4 dlhé plátky, hrubé asi 1/2 palca. Každú reznú stranu potrieme asi polovicou olivového oleja. Plátky bagety grilujte na rozohriatom grile do mierne chrumkava, 2-3 minúty z každej strany. Obidve strany plátkov bagety potrieme reznou stranou cesnaku a reznou stranou paradajky. 2 odrezané strany štvrtiny rímskeho šalátu potrieme zvyšným olivovým olejom. Každý polejte Caesar dresingom.

Užite si to!

Rímsky jahodový šalát I

Ingrediencie:

1 hlávka rímskeho šalátu, opláchnutá, osušená a nasekaná

2 zväzky špenátu, umyté, sušené a nakrájané

2 pol litra jahôd nakrájaných na plátky

1 bermudská cibuľa

½ šálky majonézy

2 polievkové lyžice. biely vínny ocot

1/3 šálky bieleho cukru

¼ šálky mlieka

2 polievkové lyžice. Poppy

Metóda

Vo veľkej šalátovej mise zmiešajte rímsku rascu, špenát, jahody a nakrájanú cibuľu. V dóze s tesne priliehajúcim viečkom zmiešame majonézu, ocot, cukor, mlieko a mak. Poriadne pretrepeme a nalejeme na šalát. Miešajte, kým nie je rovnomerne pokrytá. Ihneď podávajte.

Užite si to!

grécky šalát

Ingrediencie:

1 sušený rímsky šalát

6 uncí čiernych olív bez kôstok

1 zelená paprika, nasekaná

1 červená cibuľa nakrájaná na tenké plátky

6 lyžíc olivového oleja

1 červená paprika, nasekaná

2 veľké paradajky, nakrájané

1 nakrájaná uhorka

1 šálka rozdrobeného syra feta

1 čajová lyžička sušeného oregana

1 citrón

Metóda

Vo veľkej šalátovej mise zmiešajte rímsku rascu, cibuľu, olivy, papriku, uhorku, paradajku a syr. Zmiešajte olivový olej, citrónovú šťavu, oregano a čierne korenie. Zálievkou prelejeme šalát, premiešame a podávame.

Užite si to!

Jahodový feta šalát

Ingrediencie

1 šálka nasekaných mandlí

2 strúčiky mletého cesnaku

1 lyžička medu 1 šálka rastlinného oleja

1 hlava rímskeho šalátu,

1 lyžička dijonskej horčice

¼ šálky malinového octu

2 polievkové lyžice. Balzamikový ocot

2 polievkové lyžice. hnedý cukor

1 pol litra jahôd nakrájaných na plátky

1 šálka rozdrobeného syra feta

Metóda

Na panvici zohrejte olej na stredne vysokej teplote, mandle za častého miešania varte, kým nie sú jemne opečené. Odstráňte z tepla. Dresing pripravíme zmiešaním balzamikového octu, hnedého cukru a rastlinného oleja v miske. Zmiešajte mandle, feta syr a rímsku rascu vo veľkej mise. Zálievkou pokvapkáme šalát až tesne pred podávaním.

Užite si to!

mäsový šalát

Ingrediencie

1 kilo hovädzej sviečkovice

1/3 šálky olivového oleja

3 lyžice červeného vínneho octu

2 polievkové lyžice. Citrónová šťava

1 strúčik mletého cesnaku

½ lyžičky Soľ

1/8 lyžičky čierneho korenia

1 lyžička Worcestershire omáčka

1 nakrájaná mrkva

½ šálky nakrájanej červenej cibule

¼ šálky nakrájaných plnených zelených olív pimento

Metóda

Predhrejte gril na vysokú teplotu. Steak položíme na gril a opekáme 5 minút z každej strany. Odstráňte z tepla a nechajte vychladnúť. V malej miske rozšľaháme olivový olej, ocot, citrónovú šťavu, cesnak, soľ, korenie a worcesterskú omáčku. Pridajte syr. Potom dresing prikryte a ochlaďte.

Dresingom polejeme steak až tesne pred podávaním. Podávame s grilovaným chrumkavým francúzskym chlebom.

Užite si to!

Mandarínkový a mandľový šalát

Ingrediencie:

1 rímsky šalát

11 uncí scedených mandarínok

6 zelených cibúľ, nakrájaných na tenké plátky

½ šálky olivového oleja 1 polievková lyžica. biely cukor

1 lyžička drvených vločiek červenej papriky

2 polievkové lyžice. biely cukor

½ šálky nakrájaných mandlí

¼ šálky červeného vínneho octu

mleté čierne korenie podľa chuti

Metóda

Vo veľkej mise zmiešajte rímsku rascu, pomaranče a pažítku. Do hrnca pridajte cukor a miešajte, kým sa cukor nezačne topiť. Miešajte neustále. Pridajte mandle a miešajte, kým sa obalia. Mandle poukladáme na tanier a necháme vychladnúť. Zmiešajte olivový olej, červený vínny ocot, polievkovú lyžicu. cukor, vločky červenej papriky a čierne korenie v nádobe tesne uzavretej vekom. Šalát pred podávaním polejeme dresingom, kým nebude obalený. Dáme do misy a podávame posypané pocukrovanými mandľami. Ihneď podávajte.

Užite si to!

Tropický šalát s ananásovým vinaigrettom

Ingrediencie

6 plátkov slaniny

¼ šálky ananásovej šťavy

3 lyžice červeného vínneho octu

¼ šálky olivového oleja

čerstvo mleté čierne korenie podľa chuti

Soľ podľa chuti

10 oz balenie strúhaného rímskeho šalátu

1 šálka na kocky nakrájaného ananásu

½ šálky nasekaných a opečených makadamových orechov

3 zelené cibule, nakrájané

¼ šálky praženého strúhaného kokosu

Metóda

Vložte slaninu do veľkej hlbokej panvice. Varte na stredne vysokej teplote, kým rovnomerne nezhnedne, asi 10 minút. Scedíme a rozdrobíme slaninu.

Ananásovú šťavu, červený vínny ocot, olej, korenie a soľ zmiešame v nádobe s uzáverom. Prikryjeme, aby sa dobre premiešalo. Ostatné suroviny zmiešame a pridáme dresing. Ozdobte opečenými kokosovými lupienkami.

Ihneď podávajte.

Užite si to!

Kalifornská šalátová misa

Ingrediencie:

1 avokádo, olúpané a odkôstkované

1 polievková lyžica. Citrónová šťava

½ šálky majonézy

¼ lyžičky horúcej omáčky

¼ šálky olivového oleja

1 strúčik mletého cesnaku

½ lyžičky Soľ

1 hlava rímskeho šalátu

3 unce syra čedar, strúhaného

2 nakrájané paradajky

2 zelené cibule nakrájané nadrobno

¼ zelených olív bez kôstok

1 šálka nahrubo drvených kukuričných lupienkov

Metóda

V mixéri zmiešajte všetku citrónovú šťavu, prísady z avokáda, majonézu, olivový olej, feferónkovú omáčku, cesnak a soľ. Pokračujte v spracovaní, kým nebude hladký. Zmiešajte čedar, rímsku rascu, paradajky a avokádo vo veľkej miske a tesne pred podávaním zalejte dresingom.

Užite si to!

Klasický toastový šalát

Ingrediencie:

1 šálka blanšírovaných nakrájaných mandlí

2 polievkové lyžice. sezam

1 rímsky šalát, nakrájaný

1 červený šalát, nakrájaný

8 oz balenie rozdrobeného syra feta

4 unce nakrájaných čiernych olív

1 šálka cherry paradajok, rozpolená

1 červená cibuľa prekrojená na polovice a nakrájaná na tenké plátky

6 húb, nakrájaných na plátky

¼ šálky strúhaného syra Romano

8 oz pohár talianskeho šalátového dresingu

Metóda

Zohrejte veľkú panvicu na stredne vysokú teplotu. Vložte mandle do panvice a varte. Keď mandle začnú vydávať arómu, za častého miešania pridajte sezamové semienka. Varte ešte 1 minútu alebo kým semená nezhnednú.

Šalát premiešajte do veľkej šalátovej misy s dobre premiešanými olivami, fetou, šampiňónmi, mandľami, paradajkami, sezamovými semienkami, cibuľou a syrom Romano. Pri podávaní pridajte taliansky dresing a premiešajte.

Užite si to!

špenátový a černicový šalát

Ingrediencie

3 šálky baby špenátu, umyté a odkvapkané

1 pinta čerstvých černíc

1 pinta cherry paradajok

1 zelená cibuľa nakrájaná na plátky

¼ šálky jemne nasekaných vlašských orechov

6 uncí syra feta, rozdrveného

½ šálky jedlých kvetov

Na výber slaninový dresing alebo balzamikový ocot

Metóda

Vmiešame baby špenát, černice, cherry paradajky, zelenú cibuľku a vlašské orechy. Pridajte syr a znova premiešajte. Tento šalát chutí dobre; so šalátovým dresingom alebo bez neho. Ak chcete pridať dresing, použite dresing zo slaniny alebo veľa balzamikového octu. Pred podávaním ozdobíme vrch ľubovoľným jedlým kvetom.

Užite si to!

Zeleninový šalát so švajčiarskym syrom

Ingrediencie

1 šálka zelenej cibule, nakrájanej na plátky

1 šálka zeleru, nakrájaného na plátky

1 šálka zelenej papriky

1 šálka olív plnených korením

6 šálok nakrájaného šalátu

1/3 šálky rastlinného oleja

2 šálky strúhaného švajčiarskeho syra

2 polievkové lyžice. červený vínny ocot

1 polievková lyžica. dijonská horčica

Soľ a korenie podľa chuti

Metóda

Zmiešajte olivy, cibuľu, zeler a zelenú papriku v šalátovej miske a dobre premiešajte. V malej miske zmiešame olej, horčicu a ocot. Dressing dochutíme soľou a korením. Zálievkou polejeme zeleninu. Vložte ju do chladničky na noc alebo niekoľko hodín. Pred podávaním obložíme tanier šalátovými listami. Syr zmiešame so zeleninou. Na vrch šalátu položte šalát. Na vrch dáme nastrúhaný syr. Ihneď podávajte.

Užite si to!

Slaný mrkvový šalát

Ingrediencie

2 kilá mrkvy, olúpané a šikmo nakrájané na tenké plátky

½ šálky mandľových lupienkov

1/3 šálky sušených brusníc

2 šálky rukoly

2 strúčiky cesnaku nakrájané nadrobno

1 balíček strúhanky dánskeho modrého syra

1 polievková lyžica. citrónový ocot

¼ šálky extra panenského olivového oleja

1 lyžička medu

1-2 štipky čerstvo mletého čierneho korenia

Soľ podľa chuti

Metóda

V miske zmiešame mrkvu, cesnak a mandle. Pridajte trochu olivového oleja a dobre premiešajte. Pridajte soľ a korenie podľa chuti. Zmes preložíme na plech a pečieme v predhriatej rúre pri 400 F alebo 200 C počas 30 minút.

Vyberte ich, keď sú okraje hnedé a nechajte ich vychladnúť. Mrkvovú zmes preložíme do misky. Pridajte med, ocot, brusnice a syr a dobre premiešajte.

Pridáme rukolu a ihneď podávame.

Užite si to!

Nakladaný zeleninový šalát

Ingrediencie

1 konzerva hrášku, scedená

1 plechovka francúzskej zelenej fazuľky, scedená

1 plechovka bielej kukurice alebo šnúrky, scedená

1 stredná cibuľa, jemne nakrájaná

¾ šálky jemne nasekaného zeleru

2 polievkové lyžice. nakrájanú papriku

½ šálky bieleho vínneho octu

½ šálky rastlinného oleja

¾ šálky cukru

½ lyžičky papriky ½ lyžičky. Soľ

Metóda

Vezmite veľkú misku a premiešajte hrášok, zrná a fazuľu. Pridajte zeler, cibuľu a papriku a dobre premiešajte. Chyť panvicu. Pridáme všetky ostatné ingrediencie a varíme na miernom ohni. Neustále miešame, kým sa cukor nerozpustí. Zeleninovú zmes zalejeme omáčkou. Nádobu prikryte vekom a nechajte cez noc v chladničke. Môžete ho uchovávať v chladničke niekoľko dní. Podávajte studené.

Užite si to!

Farebný vyprážaný kukuričný šalát

Ingrediencie

8 čerstvých kukuričných šupiek 1 červená paprika nakrájaná na kocky

1 zelená paprika, nakrájaná na kocky

1 červená cibuľa nakrájaná nadrobno

1 šálka nasekaného čerstvého koriandra

½ šálky olivového oleja

4 strúčiky cesnaku rozdrvené a potom nasekané

3 limetky

1 lyžička bieleho cukru

Soľ a korenie podľa chuti

1 polievková lyžica. pikantná omáčka

Metóda

Vezmite veľký hrniec a vložte doň kukuricu. Zlejte vodu a namočte kukuricu na 15 minút. Odstráňte hodváb z kukuričnej šupky a odložte. Vezmite gril a zohrejte ho na vysokú teplotu. Položte kukuricu na gril a varte 20 minút. Občas ich otočte. Necháme vychladnúť a listy vyhodíme. Vezmite mixér, nalejte doň olivový olej, citrónovú šťavu a horúcu omáčku a otočte. Pridajte koriander, cesnak, cukor, soľ a korenie. Miešajte, aby vznikla hladká zmes. Na to posypte kukuricu. Ihneď podávajte.

Užite si to!

krémová uhorka

Ingrediencie

3 uhorky, olúpané a nakrájané na tenké plátky

1 nakrájanú cibuľu

2 šálky vody

¾ šálky hustej smotany na šľahanie

¼ šálky jablčného octu

nasekaná čerstvá petržlenová vňať, voliteľné

¼ šálky) cukru

½ lyžičky Soľ

Metóda

Pridáme vodu a uhorku s cibuľou osolíme, necháme lúhovať aspoň 1 hodinu.

Vypustite prebytočnú vodu. V miske vyšľaháme smotanu a ocot do hladka.

Pridajte nakladanú uhorku a cibuľu. Dobre premiešajte, aby sa obalil

rovnomerne. Dajte na pár hodín do chladničky. Pred podávaním posypte

petržlenovou vňaťou.

Užite si to!

Marinovaný paradajkovo-hubový šalát

Ingrediencie

12 uncí cherry paradajok, na polovicu

1 balenie čerstvých húb

2 zelené cibule nakrájané na plátky

¼ šálky balzamikového octu

1/3 šálky rastlinného oleja

1 ½ lyžičky. biely cukor

½ lyžičky čierneho korenia

½ lyžičky Soľ

½ šálky nasekanej čerstvej bazalky

Metóda

V miske zmiešame balzamikový ocot, olej, korenie, soľ a cukor do hladka.

Vezmite ďalšiu veľkú misku a zmiešajte paradajky, cibuľu, šampiňóny a bazalku. Dobre premiešajte. Pridajte dresing a zeleninu rovnomerne obalte.

Misku prikryte a dajte na 3-5 hodín do chladničky. Podávajte studené.

Užite si to!

fazuľový šalát

Ingrediencie

1 plechovka fazule, opláchnutá a scedená

1 plechovka garbanzo fazule alebo garbanzo fazule, opláchnutá a odkvapkaná

1 plechovka zelenej fazuľky

1 konzerva fazule, scedená

¼ šálky julienned zelenej papriky

8 zelených cibúľ, nakrájaných na plátky

½ šálky jablčného octu

¼ šálky repkového oleja

¾ šálky cukru

½ lyžičky Soľ

Metóda

Zmiešajte fazuľa vo veľkej miske. K fazuľke pridáme zelenú papriku a cibuľu.

V zakrytej nádobe zmiešajte jablčný ocot, cukor, olej a soľ na hladký dresing.

V zálievke necháme cukor úplne rozpustiť. Nalejte na fazuľovú zmes a dobre premiešajte. Zmes prikryte a dajte cez noc do chladničky.

Užite si to!

Repný šalát s cesnakom

Ingrediencie

6 repy, uvarenej, ošúpanej a nakrájanej na plátky

3 polievkové lyžice olivového oleja

2 polievkové lyžice. červený vínny ocot

2 strúčiky cesnaku

Soľ podľa chuti

Plátok zelenej cibule, trochu na ozdobu

Metóda

Všetky ingrediencie zmiešame v miske a dobre premiešame. Ihneď podávajte.

Užite si to!

Nakladaná kukurica

Ingrediencie

1 šálka mrazenej kukurice

2 zelené cibule, nakrájané na tenké plátky

1 polievková lyžica. nakrájanú zelenú papriku

1 list šalátu, voliteľné

¼ šálky majonézy

2 polievkové lyžice. Citrónová šťava

¾ lyžičky mletej horčice

¼ lyžičky cukru

1-2 štipky čerstvo mletého korenia

Metóda

Vo veľkej mise zmiešame majonézu s citrónovou šťavou, suchou horčicou a cukrom. Šľaháme do hladka. Do majonézy pridáme kukuricu, zelenú papriku a cibuľu. Zmes dochutíme soľou a korením. Prikryte a dajte do chladničky cez noc alebo aspoň 4-5 hodín. Pred podávaním tanier vystelieme hlávkovým šalátom a navrch poukladáme hlávkový šalát.

Užite si to!

hráškový šalát

Ingrediencie

8 plátkov slaniny

1 balenie mrazeného hrášku, rozmrazeného a scedeného

½ šálky nakrájaného zeleru

½ šálky nakrájanej zelenej cibule

2/3 šálky kyslej smotany

1 šálka nasekaných kešu orieškov

Soľ a korenie podľa chuti

Metóda

Slaninu položte na veľkú panvicu a opečte na strednom ohni, kým z oboch strán nezhnedne. Prebytočný olej scedíme papierovou utierkou a slaninu rozdrobíme. Odlož bokom. Zmiešajte zeler, hrášok, pažítku a kyslú smotanu v strednej miske. Dobre premiešajte jemnými rukami. Kešu a slaninu pridajte do šalátu tesne pred podávaním. Ihneď podávajte.

Užite si to!

repový šalát

Ingrediencie

¼ šálky sladkej červenej papriky, nakrájanej

4 šálky ošúpanej a nastrúhanej repy

¼ šálky zelenej cibule

¼ šálky majonézy

1 polievková lyžica. Ocot

2 polievkové lyžice. Cukor

¼ lyžičky papriky

¼ lyžičky soli

Metóda

Vezmime si misku. Zmiešajte červenú papriku, cibuľu a premiešajte. Vezmite si ďalšiu misku na prípravu dresingu. Majonézu, ocot, cukor, soľ a korenie zmiešame a dobre prešľaháme. Zmes nalejte na zeleninu a dobre premiešajte. Kaleráb preberieme do misky, túto zmes pridáme k repe a dobre premiešame. Zeleninu vložte do chladničky cez noc alebo niekoľko hodín. Viac marinád obsahuje viac chuti. Podávajte studené.

Užite si to!

Jablkový a avokádový šalát

Ingrediencie

1 balenie detskej zelene

¼ šálky nakrájanej červenej cibule

½ šálky nasekaných vlašských orechov

1/3 šálky rozdrobeného modrého syra

2 lyžičky strúhaného citróna

1 jablko, ošúpané, zbavené jadrovníkov a nakrájané na plátky

1 avokádo, olúpané, odkôstkované a nakrájané na kocky

4 mandarínky, šťava

½ citróna, vytlačený

1 strúčik mletého cesnaku

2 polievkové lyžice. Olivový olej podľa chuti osolíme

Metóda

V miske zmiešame baby greeny, vlašské orechy, červenú cibuľu, nivu a citrónovú kôru. Zmes dobre premiešame. Intenzívne vyšľahajte mandarínkovú šťavu, citrónovú kôru, citrónovú šťavu, mletý cesnak a olivový olej. Zmes dochutíme soľou. Nalejte na šalát a premiešajte. Pridajte jablko a avokádo do misky a premiešajte tesne pred podávaním šalátu.

Užite si to!

Kukuričný šalát, fazuľa, cibuľa

Ingrediencie

1 konzerva celej kukurice, umytá a odkvapkaná

1 konzerva detského hrášku, umytá a odkvapkaná

1 plechovka zelenej fazuľky, scedená

1 nádoba papriky, scedená

1 šálka nadrobno nakrájaného zeleru

1 cibuľa nakrájaná nadrobno

1 zelenú papriku nakrájanú nadrobno

1 šálka cukru

½ šálky jablčného octu

½ šálky repkového oleja

1 lyžička Soľ

½ lyžičky papriky

Metóda

Vezmite veľkú misku na šalát a zmiešajte cibuľu, zelenú papriku a zeler. Odlož bokom. Ocot, olej, cukor, soľ a korenie nalejte do hrnca a priveďte do varu. Odstráňte z ohňa a nechajte zmes vychladnúť. Posypeme zeleninou a dobre premiešame, aby sa obalila rovnomerne. Dajte do chladničky na niekoľko hodín alebo cez noc. Podávajte studené.

Užite si to!

Taliansky zeleninový šalát

Ingrediencie

1 konzerva artičokových sŕdc, scedená a rozštvrtená

5 šálok rímskeho šalátu, opláchnutý, vysušený a nasekaný

1 červená paprika nakrájaná na pásiky

1 mrkva 1 červená cibuľa, nakrájaná na tenké plátky

¼ šálky čiernych olív

¼ šálky zelených olív

½ uhorky

2 polievkové lyžice. strúhaný syr Romano

1 lyžička nasekaného čerstvého tymiánu

½ šálky repkového oleja

1/3 šálky estragónového octu

1 polievková lyžica. biely cukor

½ lyžičky suchej horčice

2 strúčiky cesnaku nakrájané nadrobno

Metóda

Vezmite strednú nádobu s pevným vekom. Nalejte repkový olej, ocot, suchú horčicu, cukor, tymian a cesnak. Hrniec prikryte a intenzívne miešajte, aby ste získali hladkú zmes. Zmes preložíme do misky a do nej vložíme artičokové srdiečka. Vložte do chladničky a marinujte cez noc. Vezmite veľkú misku a zmiešajte šalát, mrkvu, červenú papriku, červenú cibuľu, olivu, uhorku a syr. Opatrne premiešame. Dochutíme soľou a korením. Zmiešajte s artičokmi. Nechajte marinovať štyri hodiny. Podávajte studené.

Užite si to!

Cestovinový šalát z morských plodov

Ingrediencie

1 balenie trojfarebných cestovín

3 stonky zeleru

1 kg imitácie krabieho mäsa

1 šálka mrazeného hrášku

1 šálka majonézy

½ lyžice. biely cukor

2 polievkové lyžice. biely ocot

3 polievkové lyžice mlieka

1 lyžička soli

¼ lyžičky čierneho korenia

Metóda

Uvarte veľký hrniec osolenej vody, pridajte cestoviny a varte 10 minút. Keď sa cestoviny uvaria, pridáme hrášok a krabie mäso. Ostatné spomínané suroviny zmiešame vo veľkej mise a na chvíľu odstavíme. Zmiešajte hrášok, krabie mäso a cestoviny. Ihneď podávajte.

Užite si to!

Grilovaný zeleninový šalát

Ingrediencie

1 kilo čerstvej špargle nakrájanej na plátky

2 cukety, rozpolené pozdĺžne a konce odrezané

2 žlté tekvice

1 veľká červená cibuľa, nakrájaná na plátky

2 červené papriky, rozpolené a zbavené semienok

½ šálky extra panenského olivového oleja

¼ šálky červeného vínneho octu

1 polievková lyžica. dijonská horčica

1 strúčik mletého cesnaku

Soľ a mleté čierne korenie podľa chuti

Metóda

Zelenina sa zahrieva a praží 15 minút, potom sa vyberie z grilu a nakrája sa na malé kocky. Pridáme zvyšné suroviny a šalát premiešame tak, aby sa všetky koreniny dobre premiešali. Ihneď podávajte.

Užite si to!

Lahodný letný kukuričný šalát

Ingrediencie

6 klasov olúpaných a úplne čistých

3 veľké paradajky, nakrájané

1 veľká cibuľa nakrájaná nadrobno

¼ šálky nasekanej čerstvej bazalky

¼ šálky olivového oleja

2 polievkové lyžice. biely ocot

Soľ korenie

Metóda

Vezmite veľký hrniec, zalejte vodou a soľou a priveďte do varu. Kukuricu uvarte vo vriacej vode, potom pridajte všetky uvedené ingrediencie. Zmes dobre premiešame a dáme do chladničky. Podávajte studené.

Užite si to!!

Karamelový chrumkavý hráškový šalát

Ingrediencie

8 plátkov slaniny

1 balenie lyofilizovaného hrášku

½ šálky nakrájaného zeleru

½ šálky nakrájanej zelenej cibule

2/3 šálky kyslej smotany

1 šálka nasekaných kešu orieškov

Pridajte soľ a korenie podľa chuti

Metóda

Slaninu opečte na panvici na strednom ohni, kým nezhnedne. Všetky ostatné ingrediencie okrem kešu zmiešame v miske. Nakoniec na vrch zmesi pridáme slaninu a kešu oriešky. Dobre premiešame a ihneď podávame.

Užite si to!

Čarovný šalát z čiernej fazule

Ingrediencie

1 plechovka čiernej fazule, opláchnutá a scedená

2 krabice suchých kukuričných zŕn

8 zelených cibúľ, nakrájaných nadrobno

2 papričky jalapeňo, nakrájané a zbavené semienok

1 zelená paprika, nasekaná

1 avokádo, olúpané, odkôstkované a nakrájané na kocky.

1 pohár papriky

3 paradajky zbavené jadier a nakrájané

1 šálka nasekaného čerstvého koriandra

Šťava z 1 limetky

½ šálky talianskeho šalátového dresingu

½ lyžičky cesnakovej soli

Metóda

Vezmite veľkú misku a vložte do nej všetky ingrediencie. Dobre premiešame, aby sa dobre spojilo. Ihneď podávajte.

Užite si to!

lahodný grécky šalát

Ingrediencie

3 veľké zrelé paradajky, nakrájané

2 uhorky, olúpané a nakrájané

1 malá červená cibuľa nakrájaná nadrobno

¼ šálky olivového oleja

4 čajové lyžičky citrónovej šťavy

½ čajovej lyžičky sušeného oregana

Soľ a korenie podľa chuti

1 šálka rozdrobeného syra feta

6 gréckych čiernych olív bez kôstok a nakrájaných na plátky

Metóda

Vezmite strednú misku, dôkladne premiešajte paradajku, uhorku a cibuľu a nechajte päť minút postáť. Posypeme olejom, citrónovou šťavou, oreganom, soľou, korením, feta syrom a olivami. Premiešame a ihneď podávame.

Užite si to!!

Úžasný thajský uhorkový šalát

Ingrediencie

3 veľké uhorky, olúpané, nakrájané na ¼-palcové plátky, zbavené semienok

1 polievková lyžica. Soľ

½ šálky bieleho cukru

½ šálky ryžového vínneho octu

2 papričky jalapeňos, nakrájané

¼ šálky nasekaného koriandra

½ šálky nasekaných arašidov

Metóda

Zmiešajte všetky ingrediencie vo veľkej mise a dobre premiešajte. Podľa chuti okoreníme a podávame studené.

Užite si to!

Paradajkový bazalkový šalát s vysokým obsahom bielkovín

Ingrediencie

4 veľké zrelé paradajky, nakrájané na plátky

1 libra nakrájaného čerstvého syra mozzarella

1/3 šálky čerstvej bazalky

3 lyžice extra panenského olivového oleja

jemná morská soľ

čerstvo mleté čierne korenie

Metóda

Na tanier striedavo ukladáme plátky paradajok a mozzarelly. Nakoniec pridajte trochu olivového oleja, jemne soľ a korenie. Podávame vychladené, posypané lístkami bazalky.

Užite si to!

Rýchly uhorkový a avokádový šalát

Ingrediencie

2 stredne veľké uhorky nakrájané na kocky

2 na kocky nakrájané avokáda

4 lyžice nasekaného čerstvého koriandra

1 strúčik mletého cesnaku

2 polievkové lyžice. nakrájanú zelenú cibuľku

¼ lyžičky soli

Čierne korenie

¼ veľkého citróna

1 limetka

Metóda

Vezmite uhorku, avokádo a koriandr a dobre premiešajte. Nakoniec pridáme korenie, citrón, limetku, cibuľu a cesnak. dobre premiešajte Ihneď podávajte.

Užite si to!

Lahodný paradajkový orzo feta šalát

Ingrediencie

1 šálka surových cestovín orzo

¼ šálky zelených olív bez kôstok

1 šálka na kocky nakrájaného syra feta

3 lyžice nasekaného čerstvého Presley

1 zrelá paradajka, nakrájaná

¼ šálky extra panenského olivového oleja

¼ šálky citrónovej šťavy

Soľ korenie

Metóda

Orzo uvarte podľa pokynov výrobcu. Vezmite misku a dobre premiešajte orzo, olivy, petržlen, kôpor a paradajky. Nakoniec navrch pridajte soľ, korenie a feta syr. Ihneď podávajte.

Užite si to!

Anglický šalát z uhoriek a paradajok

Ingrediencie

8 Rómskych alebo slivkových paradajok

1 anglická uhorka, ošúpaná a nakrájaná na kocky

1 šálka jicamy, olúpaná a nasekaná

1 malá žltá paprika

½ šálky červenej cibule, nakrájanej na kocky

3 polievkové lyžice citrónovej šťavy

3 lyžice extra panenského olivového oleja

1 polievková lyžica. sušená petržlenová vňať

1-2 štipky korenia

Metóda

Zmiešajte paradajky, papriku, uhorku, jicamu a červenú cibuľu v miske. Dobre premiešajte. Zalejeme olivovým olejom, citrónovou šťavou a zmes prikryjeme. Posypeme petržlenovou vňaťou a premiešame. Dochutíme soľou a korením. Podávajte ihneď alebo vychladené.

Užite si to!

Babičkin baklažánový šalát

Ingrediencie

1 baklažán

4 paradajky, nakrájané na kocky

3 vajcia uvarené natvrdo, nakrájané na kocky

1 cibuľa nakrájaná nadrobno

½ šálky francúzskeho šalátového dresingu

½ lyžičky papriky

Soľ, na dochutenie, voliteľné

Metóda

Baklažán umyjeme a prekrojíme pozdĺžne na polovicu. Vezmite plech na pečenie a namažte ho olivovým olejom. Vložte baklažány reznou stranou nadol do vymastenej formy. Pečieme 30-40 minút pri 350 stupňoch. Vyberte ho a nechajte vychladnúť. Baklažán ošúpeme. Nakrájajte ich na malé kocky.

Vezmite veľkú misku a vložte do nej baklažán. Pridajte cibuľu, paradajky, vajce, dresing, korenie a soľ. Dobre premiešajte. Dáme do chladničky aspoň na 1 hodinu a podávame.

Užite si to!

Šalát z mrkvy, slaniny a brokolice

Ingrediencie

2 hlavy čerstvej brokolice, nasekané

1/2 libry slaniny

1 zväzok zelenej cibule, nakrájanej

½ šálky strúhanej mrkvy

½ šálky hrozienok, voliteľné

1 šálka majonézy

½ šálky destilovaného bieleho octu

1-2 štipky korenia

Soľ podľa chuti

Metóda

Slaninu opečte vo veľkej, hlbokej panvici na stredne vysokej teplote. Scedíme a rozmrvíme. Vo veľkej miske zmiešajte brokolicu, zelenú cibuľku, mrkvu a slaninu. Pridajte soľ a korenie. Dobre premiešajte. Vezmite malú misku alebo nádobu a pridajte majonézu a ocot a premiešajte. Zálievkou zalejeme zeleninovú zmes. Zeleninu prikryte hladkými rukami. Dáme do chladničky aspoň na 1 hodinu a podávame.

Užite si to!

Uhorkový a paradajkový šalát s kyslou smotanou

Ingrediencie

3-4 uhorky, olúpané a nakrájané na plátky

2 listy šalátu, na ozdobu, voliteľné

5-7 plátkov paradajok,

1 cibuľu nakrájanú nadrobno na kolieska

1 polievková lyžica. nasekanú pažítku

½ šálky kyslej smotany

2 polievkové lyžice. biely ocot

½ lyžičky kôprových semien

¼ lyžičky papriky

štipka cukru

1 lyžička Soľ

Metóda

Plátky uhorky vložte do misy a posypte soľou. Marinujte v chladničke 3-4 hodiny. Vyberte uhorku a umyte ju. Vypustite všetku tekutinu a preneste do veľkej šalátovej misy. Pridajte cibuľu a odložte bokom. Vezmite malú misku a zmiešajte ocot, kyslú smotanu, pažítku, kôprové semienka, korenie a cukor. Zmes prešľaháme a nalejeme na uhorkovú zmes. Opatrne premiešame. Na tanieri dobre poukladajte hlávkový šalát a paradajky. Ihneď podávajte.

Užite si to!

Tortellini šalát s paradajkovou príchuťou

Ingrediencie

1 kilo dúhových cestovín tortellini

3 slivkové paradajky nakrájané na polovicu

3 unce tvrdej salámy, nakrájanej na kocky

2/3 šálky nakrájaného zeleru

¼ šálky nakrájaných čiernych olív

½ šálky červenej papriky

1 polievková lyžica. Červená cibuľa, nakrájaná na kocky

1 polievková lyžica. Paradajková omáčka

1 strúčik mletého cesnaku

3 lyžice červeného vínneho octu

3 polievkové lyžice balzamikového octu

2 lyžičky dijonskej horčice

1 lyžička medu

1/3 šálky olivového oleja

1/3 šálky rastlinného oleja

¾ šálky strúhaného syra provolone

¼ šálky nasekanej čerstvej petržlenovej vňate

1 lyžička nasekaného čerstvého rozmarínu

1 polievková lyžica. Citrónová šťava

Korenie a soľ podľa chuti

Metóda

Cestoviny uvaríme podľa návodu na obale. Zalejeme studenou vodou a scedíme. Odlož bokom. Paradajky grilujeme na ražni, kým šupka čiastočne nesčernie. Teraz spracujte paradajky v mixéri. Pridajte paradajkový pretlak, octy, cesnak, med a horčicu a znova premiešajte. Postupne pridávajte olivový olej a rastlinný olej a miešajte do hladka. Pridajte soľ a korenie.

Cestoviny zmiešame so všetkou zeleninou, bylinkami, salámou a citrónovou šťavou v miske. Zalejeme dresingom a dobre premiešame. Zúčastnite sa.

Užite si to!

Brokolica a slanina s majonézovým dresingom

Ingrediencie

1 zväzok brokolice nakrájanej na ružičky

½ malej červenej cibule, nakrájanej nadrobno

1 šálka strúhaného syra mozzarella

8 prúžkov slaniny, uvarených a rozdrobených

½ šálky majonézy

1 polievková lyžica. biely vínny ocot

¼ šálky) cukru

Metóda

Vložte brokolicu, uvarenú slaninu, cibuľu a syr do veľkej šalátovej misy. Jemne premiešajte rukami. Prikryjeme a odložíme bokom. Zmiešajte majonézu, ocot a cukor v malej miske. Neustále miešajte, kým sa cukor neroztopí a nezískate hladkú zmes. Zálievkou prelejeme brokolicovú zmes a rovnomerne natrieme. Ihneď podávajte.

Užite si to!

Kurací šalát s uhorkovým krémom

Ingrediencie

2 konzervy kuracie kúsky zbavené šťavy

1 šálka rozpoleného zeleného hrozna bez semien

½ šálky mletých vlašských orechov alebo mandlí

½ šálky nakrájaného zeleru

1 plechovka mandarínok, scedená

¾ šálky krémového uhorkového šalátového dresingu

Metóda

Vezmite veľkú a hlbokú šalátovú misu. Pridajte kuracie mäso, zeler, hrozno, pomaranče a vlašské orechy alebo mandle podľa vlastného výberu. Opatrne premiešame. Pridajte dresing na uhorkový šalát. Kuracio-zeleninovú zmes rovnomerne natrieme smotanovým dresingom. Ihneď podávajte.

Užite si to!

Zelenina s chrenovým dresingom

Ingrediencie

¾ šálky ružičiek karfiolu

¼ šálky uhorky

¼ šálky paradajok bez semien, nakrájaných

2 polievkové lyžice. nakrájané reďkovky

1 polievková lyžica. Nakrájaná zelená cibuľa

2 polievkové lyžice. na kocky nakrájaný zeler

¼ šálky na kocky nakrájaného amerického syra

Na obliekanie:

2 polievkové lyžice. Majonéza

1-2 polievkové lyžice cukru

1 polievková lyžica. pripravený chren

1/8 lyžičky papriky

¼ lyžičky soli

Metóda

Zmiešajte karfiol, uhorku, paradajku, zeler, reďkovku, zelenú cibuľku a syr vo veľkej mise. Odlož bokom. Dáme si malú misku. Miešajte majonézu, cukor a chren, kým sa cukor neroztopí a nezískate hladkú zmes. Zálievkou zalejeme zeleninu a dobre premiešame. Dajte na 1-2 hodiny do chladničky. Podávajte studené.

Užite si to!

Sladký hrášok a cestovinový šalát

Ingrediencie

1 šálka makarónov

2 šálky mrazeného hrášku

3 vajcia

3 zelené cibule, nakrájané

2 stonky zeleru, nakrájané

¼ šálky rančského šalátového dresingu

1 lyžička bieleho cukru

2 lyžičky bieleho vínneho octu

2 sladké uhorky

1 šálka strúhaného syra čedar

¼ čerstvo mletého čierneho korenia

Metóda

Cestoviny uvaríme vo vriacej vode. Pridajte štipku soli. Keď je pripravený, opláchnite pod studenou vodou a sceďte. Vezmite panvicu a naplňte ju studenou vodou. Pridajte vajíčko a priveďte do varu. Odstráňte z tepla a prikryte. Nechajte vajcia v teplej vode 10-15 minút. Vyberte vajcia z teplej vody a nechajte ich vychladnúť. Odlúpnite kožu a nakrájajte na kúsky.

Vezmite malú misku a zmiešajte šalátový dresing, ocot a cukor. Dobre prešľaháme, dochutíme soľou a čerstvo mletým čiernym korením. Zmiešajte cestoviny, vajce, zeleninu a syr. Zalejeme dresingom a premiešame.

Podávajte studené.

Užite si to!

farebný paprikový šalát

Ingrediencie

1 zelená paprika, scvrknutá

1 sladká žltá paprika, scvrknutá

1 sladká červená paprika, scvrknutá

1 fialová paprika, scvrknutá

1 červená cibuľa, scvrknutá

1/3 šálky octu

¼ šálky repkového oleja

1 polievková lyžica. Cukor

1 polievková lyžica. nasekanú čerstvú bazalku

¼ lyžičky soli

štipka korenia

Metóda

Vezmite veľkú misku, zmiešajte všetky papriky a dobre premiešajte. Pridajte cibuľu a znova premiešajte. Vezmite ďalšiu misku a zmiešajte zvyšné ingrediencie a zmes intenzívne premiešajte. Zálievkou prelejeme zmes papriky a cibule. Dobre premiešame, aby sa zelenina obalila. Zmes prikryte a dajte cez noc do chladničky. Podávajte studené.

Užite si to!

Kurací šalát, sušené paradajky a píniové oriešky so syrom

Ingrediencie

1 bochník talianskeho chleba nakrájaný na kocky

8 grilovaných kuracích prúžkov

½ šálky píniových orieškov

1 šálka sušených paradajok

4 zelené cibule, nakrájané na 1/2-palcové kúsky

2 balenia miešaných šalátových listov

3 lyžice extra panenského olivového oleja

½ lyžičky Soľ

½ lyžičky čerstvo mletého čierneho korenia

1 lyžička cesnakového prášku

8 uncí syra feta, rozdrveného

1 šálka balzamikového vinaigrette

Metóda

Zmiešajte taliansky chlieb a olivový olej. Dochutíme soľou, cesnakovým práškom a soľou. Zmes umiestnite v jednej vrstve na vymastenú panvicu s rozmermi 9 x 13 palcov. Umiestnite na predhriaty gril a varte, kým nezhnedne a nie je opečené. Vyberte ho a nechajte vychladnúť. Píniové oriešky poukladajte na plech vystlaný papierom na pečenie, položte ich na spodnú mriežku rúry a opatrne opečte. Do malej misky nalejte horúcu vodu a sušené paradajky namočte do mäkka. Paradajky nakrájame na plátky. V miske na šalát zmiešajte všetku zelenú zeleninu; pridajte paradajky, píniové oriešky, krutóny, grilované kuracie mäso, vinaigrette a syr. Dobre premiešajte. Zúčastnite sa.

Užite si to!

Paradajkový a mozzarellový šalát

Ingrediencie

¼ šálky červeného vínneho octu

1 strúčik mletého cesnaku

2/3 šálky olivového oleja

1 pol litra cherry paradajok rozpolených

1 ½ šálky na kocky nakrájaného polotučného syra mozzarella

¼ šálky nakrájanej cibule

3 polievkové lyžice nasekanej čerstvej bazalky

korenie podľa chuti

½ lyžičky Soľ

Metóda

Vezmite malú misku. Pridajte ocot, mletý cesnak, soľ a korenie a miešajte, kým sa soľ nerozpustí. Pridajte olej a zmes miešajte, kým nebude hladká.

Pridajte paradajky, syr, cibuľu a bazalku do veľkej misy a jemne premiešajte rukami. Pridajte dresing a dobre premiešajte. Misku prikryjeme a dáme na 1-2 hodiny do chladničky. Občas premiešame. Podávajte studené.

Užite si to!

pikantný cuketový šalát

Ingrediencie

1 ½ lyžice. sezam

¼ šálky kuracieho vývaru

3 lyžice miso pasty

2 polievkové lyžice. Sójová omáčka

1 polievková lyžica. Ryžový ocot

1 polievková lyžica. zeleno-citrónová šťava

½ lyžičky thajskej čili omáčky

2 lyžičky hnedého cukru

½ šálky nakrájanej zelenej cibule

¼ šálky nasekaného koriandra

6 cuketových buchtičiek

2 pláty Nori nakrájané na tenké plátky

2 polievkové lyžice. strieborná mandľa

Metóda

Vložte sezamové semienka do panvice a položte na strednú teplotu. Varte 5 minút. Miešajte neustále. Zľahka opražíme. Skombinujte kurací vývar, sójovú omáčku, miso pastu, ryžový ocot, limetkovú šťavu, hnedý cukor, chilli omáčku, zelenú cibuľku a koriandr v miske a premiešajte. Do veľkej šalátovej misy premiešajte cuketu a dresing, aby sa rovnomerne obalili. Vrch cukety posypeme opraženými sezamovými semienkami, mandľami a nori. Ihneď podávajte.

Užite si to!

Paradajkový a špargľový šalát

Ingrediencie

1 libra čerstvej špargle, nakrájaná na 1-palcové kúsky

4 paradajky nakrájané na plátky

3 šálky čerstvých húb, nakrájaných na plátky

1 zelená paprika, scvrknutá

¼ šálky rastlinného oleja

2 polievkové lyžice. citrónový ocot

1 strúčik mletého cesnaku

1 lyžička sušeného estragónu

¼ lyžičky horúcej omáčky

¾ lyžičky soli

¼ lyžičky papriky

Metóda

Nalejte trochu vody do panvice a varte špargľu do chrumkava, asi 4-5 minút.

Scedíme a odložíme bokom. Vo veľkej šalátovej mise zmiešame huby s paradajkami a zelenou paprikou. Všetky ostatné ingrediencie zmiešame v inej miske. Zeleninovú zmes zmiešame s dresingom. Dobre premiešame, prikryjeme a dáme do chladničky na 2-3 hodiny. Zúčastnite sa.

Užite si to!

Uhorkový, cibuľový a paradajkový šalát

Ingrediencie

2 uhorky pozdĺžne prekrojené na polovice, zbavené jadrovníkov a nakrájané na plátky

2/3 šálky červenej cibule, nahrubo nakrájanej

3 paradajky zbavené jadier a nakrájané nahrubo

½ šálky nasekaných lístkov čerstvej mäty

1/3 šálky červeného vínneho octu

1 polievková lyžica. granulované bezkalorické sladidlo

1 lyžička Soľ

3 polievkové lyžice olivového oleja

štipka korenia

Soľ podľa chuti

Metóda

Zmiešajte uhorku, granulované sladidlo, ocot a soľ vo veľkej miske.

Necháme vsiaknuť. Musí sa nechať pri izbovej teplote aspoň 1 hodinu marinovať. Zmes občas premiešame. Pridajte paradajky, cibuľu a nakrájanú čerstvú mätu. Dobre premiešajte. Pridajte olej do uhorkovej zmesi.

Prehadzujte, aby sa rovnomerne pokryla. Pridajte soľ a korenie podľa chuti.

Podávajte studené.

Užite si to!

Adas Salatas

(turecký šošovicový šalát)

Ingrediencie:

2 šálky očistenej šošovice

4 šálky vody

¼ šálky olivového oleja

1 nakrájanú cibuľu

2-3 strúčiky cesnaku, nakrájané na plátky

2 lyžičky mletého kmínu

1-2 citróny, iba šťava

1 zväzok petržlenovej vňate, nakrájanej na plátky

Dochutíme soľou a korením

2 paradajky nakrájané na plátky (voliteľné)

2 vajcia, natvrdo uvarené a nakrájané na kocky (voliteľné)

Čierne olivy, voliteľné

¼ šálky mliečnej fety, voliteľné, rozdrvené alebo nakrájané na plátky

Metóda

Pridajte fazuľu a vodu do veľkého hrnca a priveďte do varu na stredne vysokej teplote. Znížte teplo, prikryte a varte, kým nebude hotový. Neprepiecť. Scedíme a premyjeme studenou vodou. Zohrejte olivový olej v panvici na strednom ohni. Pridajte červenú cibuľu a restujte, kým nebude priehľadná. Pridajte strúčiky cesnaku a rascu a smažte ďalšie 1-2 minúty.

Fazuľu položte na veľký tanier a pridajte červenú cibuľu, paradajku a vajce. Pridajte citrónovú šťavu, petržlenovú vňať, škrob a soľ. Podávame čerstvé, posypané syrom.

Užite si to!

veverička

Ingrediencie:

3 stredné baklažány, pozdĺžne prekrojené na polovicu

6-8 červenej papriky

½ šálky olivového oleja

3 lyžice octu alebo čerstvo vylisovanej čistej pomarančovej šťavy

2-3 strúčiky cesnaku, nakrájané na plátky

Dochutíme soľou a korením

Metóda

Predhrejte rúru na 475 stupňov F. Položte baklažán reznou stranou nadol na starostlivo naolejovaný plech a pečte, kým tvary nezčernajú a baklažán nie je uvarený, asi 20 minút. Dáme na veľký tanier a prikryté dusíme niekoľko minút. Sladkú papriku dáme na plech a pečieme v rúre za otáčania, kým šupka nesčernie a paprika nezmäkne, ešte asi 20 minút. Preložíme na iný tanier a prikryté dusíme niekoľko minút. Po vychladnutí očistenej zeleniny baklažán vo veľkom tanieri alebo v mixéri zbavíme dužiny a vyberieme ostatné časti. Nakrájajte sladkú papriku a pridajte ju k baklažánu. Baklažán a korenie roztlačte pomocou drviča na zemiaky do hladka, ale stále trochu hrubého. Ak používate mixér, vyšľahajte kombináciu na požadovanú textúru.

Užite si to!

Bakdoonsiyyeh

Ingrediencie:

2 zväzky talianskej petržlenovej vňate, nakrájanej na plátky

¾ šálky tahini

¼ šálky citrónovej šťavy

Soľ podľa chuti

Voda

Metóda

Zmiešajte tahini, čerstvo vytlačenú pomarančovú šťavu a soľ do hladka v miske. Pridajte polievkovú lyžičku. alebo dve vody, ak sa dá urobiť hustá omáčka. Podľa chuti okoreníme. Pridajte nakrájanú petržlenovú vňať a premiešajte. Ihneď podávajte.

Užite si to!

spôsobuje vypchaté

Ingrediencie:

2 kilá zlatožltého yukonského zeleru

½ šálky oleja

¼ šálky silnej, čistej limetkovej alebo pomarančovej šťavy

2-3 žlté čili papričky, voliteľné

Dochutíme soľou a korením

2 šálky náplň

2-3 vajcia uvarené natvrdo, nakrájané na plátky

6-8 čiernych olív bez kôstok

metóda:

Zeler vložte do veľkého hrnca s osolenou vodou. Privedieme do varu a zeler uvaríme do mäkka. Postavte sa bokom. Zeler rozdrvíme na sýtejšie pyré alebo rozdrvíme dohladka pomocou mačkača na zemiaky. Zmiešajte olej, zvýrazňovač oleja (ak používate), vápnikový minerál alebo čerstvo vylisovanú čistú pomarančovú šťavu a soľ podľa chuti. Obložte misku na lasagne. 50% zeleru rozložíme na dno plechu a uhladíme. Požadovanú plnku natrieme podobne na zeler. Zvyšný zeler rovnomerne rozložte na plnku. Položte servírovaciu misku hore dnom na vrch tréningovej misky. Oboma rukami otočte tanier a tanier tak, aby dôvod padol na tanier. Ozdobne ozdobíme vajíčkom uvareným natvrdo a olivami a podľa chuti korením.

Užite si to!

Opaľovanie

Ingrediencie:

½ hlávky kapusty

1 mrkva, olúpaná a nastrúhaná

1 šálka fazule

4 šálky vriacej vody

3 nadrobno nakrájané jarné cibuľky

½ šálky bieleho jablčného octu

½ šálky vody

1 jalapeno alebo serrano korenie posilňovač

½ lyžičky Soľ

Metóda

Zeleninu a fazuľu rozložte na veľký žiaruvzdorný tanier. Do hrnca pridajte vriacu vodu, aby ste zakryli zeleninu a fazuľu a nechajte asi 5 minút postáť.

Precedíme v sitku, aby sme vytlačili čo najviac tekutiny. Zeleninu a fazuľu vráťte na tanier a premiešajte s ostatnými ingredienciami. Nechajte niekoľko hodín v chladničke. Podávajte studené.

Užite si to!

Gado Gado

Ingrediencie

1 šálka uvarených zelených fazúľ

2 mrkvy, olúpané a nakrájané

1 šálka zelenej fazuľky, nakrájaná na 2-palcové kúsky, dusená

2 zemiaky, ošúpané, uvarené a nakrájané na plátky

2 šálky rímskeho šalátu

1 Uhorka, olúpaná, nakrájaná na krúžky

2-3 paradajky nakrájané na plátky

2-3 vajíčka uvarené natvrdo, nakrájané na kocky

10-12 Krupuk, krevetové sušienky

Arašidová omáčka

Metóda

Všetky suroviny okrem rímskeho šalátu zmiešame a dobre premiešame.

Šalát sa podáva na lôžku z rímskeho šalátu.

Užite si to!

Hobak Namul

Ingrediencie

3 cukety alebo tekvice, rozdrvené a nakrájané na polmesiace

2-3 strúčiky mletého cesnaku

1 lyžička cukru

Soľ

3 polievkové lyžice sójovej omáčky

2 polievkové lyžice. Opečený sezamový olej

Metóda

Prineste hrniec s vodou na paru na stredne vysokú teplotu. Pridajte nakrájané kúsky a varte asi 1 minútu. Scedíme a premyjeme studenou vodou. Znova sceďte. Spojte všetky ingrediencie a dobre premiešajte. Podávajte horúce s výberom japonských príloh a hlavného jedla.

Užite si to!

Horiatiki šalát

Ingrediencie

3-4 paradajky zbavené jadier a nakrájané

1 uhorka, olúpaná, zbavená jadier a nakrájaná

1 červená cibuľa nakrájaná na plátky

½ šálky olív Kalamata

½ šálky syra feta, nakrájaného alebo rozdrveného

½ šálky olivového oleja

¼ šálky jablčného octu

1-2 strúčiky mletého cesnaku

1 čajová lyžička oregana

Osolíme a okoreníme podľa chuti

Metóda

Skombinujte čerstvú zeleninu, olivy a mliečne výrobky vo veľkej nereaktívnej miske. V inej nádobe zmiešame olivový olej, jablčný ocot, strúčiky cesnaku, oregano, dochutíme soľou a korením. Dresing nalejeme na tanier s čerstvou zeleninou a premiešame. Nechajte pol hodiny marinovať a podávajte teplé.

Užite si to!

Zemiakový šalát

(nemecký zemiakový šalát)

Ingrediencie

2 kilá jabĺk

¾ šálky horúceho mäsového alebo hydinového vývaru

1 nadrobno nakrájanú cibuľu

1/3 šálky oleja

¼ šálky octu

2 polievkové lyžice. Hnedá alebo dijonská horčica

1 polievková lyžica. Cukor

Osolíme a okoreníme podľa chuti

1-2 lyžice pažítky alebo petržlenovej vňate, nasekané, voliteľné

Metóda

Umiestnite jablká do veľkého hrnca a pridajte toľko vody, aby boli pokryté o centimeter alebo dva. Dajte na stredne vysokú teplotu a priveďte do varu. Znížte teplotu na minimum a ďalej dusíme, kým jablká nezmäknú a nôž nimi ľahko prejde. Prefiltrujte a nechajte vychladnúť. Jablko nakrájame na štvrtiny. Spojte všetky ingrediencie a dobre premiešajte. Upravte hrniec podľa svojich predstáv a pre najlepšiu chuť podávajte horúce pri teplote 70 stupňov.

Užite si to!

Kvashenaya Kapusta s Provence

Ingrediencie

2 kilá kyslej kapusty

1 jablko zbavené jadierok a nakrájané

1-2 mrkvy, olúpané a nastrúhané

4-6 nasekaných jarných cibuliek

1-2 polievkové lyžice cukru

½ šálky olivového oleja

Metóda

Pridajte všetky ingrediencie do veľkej misy a dobre premiešajte. Podľa chuti okoreníme a podávame studené.

Užite si to!

Kurací waldorfský šalát

Ingrediencie:

Soľ korenie

4 6- až 8-uncové vykostené kuracie prsia bez kože, nie viac ako 1 palec hrubé, odvážené, orezané

½ šálky majonézy

2 polievkové lyžice. citrónová šťava

1 lyžička dijonskej horčice

½ lyžičky mletých semien feniklu

2 stonky zeleru, nakrájané nadrobno

1 mletá šalotka

1 Granny Smith olúpané, zbavené jadrovníkov, rozpolené a nakrájané na ¼-palcové kúsky

1/2 šálky nasekaných vlašských orechov

1 polievková lyžica. nakrájaný čerstvý estragón

1 lyžička nakrájaného čerstvého tymiánu

Metóda

Rozpustite 2 polievkové lyžice. soľ v 6 šálkach studenej vody v hrnci. Ponorte hydinu do vody. Hrniec zohrejeme nad horúcou vodou na 170 stupňov Celzia. Vypnite oheň a nechajte 15 minút odpočívať. Vtáčiky vráťte na tanier vystlaný papierovou utierkou. Dajte do chladničky, kým vtáky nevychladnú, asi pol hodiny. Kým sa vtáky ochladzujú, zmiešajte majonézu, citrónovú šťavu, horčicu, mletý fenikel a ¼ lyžičky. stlačíme na veľký tanier. Vtáčiky osušte špongiou a nakrájajte na ½ palcové kúsky. Vtáky vrátime na tanier s majonézou. Pridajte ovsené vločky, šalotku, jablkový džús, vlašské orechy, estragón a tymian; zamiešať to. Dochutíme zvýrazňovačom a podľa chuti dosolíme. Zúčastnite sa.

Užite si to!

Šošovicový šalát s olivami, výborný a feta

Ingrediencie:

1 šálka fazule, olúpaná a opláchnutá

Soľ korenie

6 šálok vody

2 šálky kuracieho vývaru s nízkym obsahom sodíka

5 strúčikov cesnaku, jemne nasekaných a olúpaných

1 bobkový list

5 polievkových lyžíc extra panenského olivového oleja

3 polievkové lyžice bieleho vínneho octu

½ šálky nahrubo nakrájaných olív Kalamata

½ šálky čerstvého skvelého výsledku, nasekané

1 veľká mletá šalotka

¼ šálky rozdrobeného syra feta

Metóda

Namočte fazuľu do 4 šálok horúcej vody s 1 lyžičkou. má v sebe soľ. Dobre sceďte. Zmiešajte fazuľu, zvyšnú vodu, vývar, cesnak, bobkové listy a soľ v hrnci a varte, kým fazuľa nezmäkne. Scedíme a vyhodíme cesnak a bobkový list. Ostatné ingrediencie zmiešame v miske a dobre premiešame. Potrieme feta syrom a podávame.

Užite si to!

www.ingramcontent.com/pod-product-compliance
Lightning Source LLC
Chambersburg PA
CBHW070424120526
44590CB00014B/1525